# BLESSÉ DE SOLFÉRINO

# BALLE

### EXTRAITE APRÈS TRENTE-TROIS MOIS
### DE SÉJOUR DANS LE CORPS

Par le Docteur **BARBASTE**

MÉDECIN EN CHEF DE L'INSTITUT DE Ste.-MARTHE

*Membre de plusieurs sociétés savantes, etc...*



ROMANS

Imprimerie et Lithographie de E. BOSSAN

1866

# PUBLICATIONS DU MEME AUTEUR.

« On n'aura jamais une
« bibliographie complète, ayant
« toute la précision désirable ,
« si chaque auteur ne place pas,
« en tête de ses publications,
« la *note exacte de tous ses écrits*
« *antérieurs.* »

(H. Kühnholtz-Lordat.)

1. *Lettre* insérée dans le courrier du Midi, année 1839, à l'occasion de la Thèse du docteur Grandvoinet , sur les phénomènes *physiques de la vie.*

2. *Vitalisme médical,* en réponse à M. Sales Girons , brochure in-8 , 1841.

3. *Réflexions critiques* sur le matérialisme médical (Écho d'Alais, 1842).

4. *Notice historique* sur F. B. de Sauvages (Écho d'Alais, 1842).

5. *Réflexions conjecturales* sur la fracture du Duc de Bordeaux, brochure in-8, 1842.

6. *Deux aperçus* sur le magnétisme animal , 1845.

7. *Remarques apologétiques et critiques* sur le concours Broussonet , 1848.

8. *Introduction* à l'étude générale des fièvres, 1850.

9. *De l'Autorité en Politique,* 1851.

10. *De l'École de Montpellier* au point de vue de l'Anatomie et de la Localisation morbide (Revue thérapeutique du Midi, 1852).

11. *Centuries médicales,* ou choix d'observations de médecine pratique (Revue thérapeutique du Midi, 1852). Ouvrage en cours de publication.

12. *Critique du Manuel annuaire de la santé,* de M. Raspail (Revue thérapeutique du Midi, 1852).

13. *Retour vers l'Hippocratisme,* à l'occasion de la morve aiguë observée par M. Brachet, de Lyon (Revue thérapeutique du Midi, 1852).

14. *Manifeste espagnol en faveur de l'École de Montpellier* (Revue Thérapeutique du Midi, 1852).

15. *Analyse de la Thèse du professeur Moutet,* sur le cancer externe (Revue thérapeutique du Midi, 1852).

16. *Remarques sur l'Albuminerie,* à l'occasion des leçons de M. Brachet (Revue thérapeutique du Midi, 1852).

17. *De la prédisposition héréditaire aux affections mentales, à* l'occasion des travaux de **M. Moreau**, de Tours (Revue thérapeutique du Midi).

18. *Commentaire* sur une observation de *Diathèse scrofuleuse et de Tumeur blanche du genou,* guérie à la suite d'une atteinte cholérique grave, par **M. le docteur Sirus-Pirondy** (Revue thérapeutique du Midi, 1852).

19. *Polémique* avec la revue médicale de Paris, année 1852.

20. *Réclamations* dans la Revue homéopathique d'Avignon, 1853.

21. *Note relative à la réduction d'une luxation de la machoire inférieure*, par le professeur **Bouisson** (Revue thérapeutique du Midi, 1852).

22. Étude historique, philosophique et botanique sur *Sauvages,* in-8 de 230 pages, 1851.

23. *Nécessité de la médecine*, ou la toute puissance de l'art de guérir démontrée par les faits (Annales cliniques de Montpellier, 1856).

24. *De l'Homicide et de l'Anthropophagie*, in-8 de 700 p., 1856.

25. *De l'État des Forces dans les maladies,* et des indications qui s'y rapportent, in-8 de 160 pages, 1857.

26. *Note sur les propriétés fébrifuges de la teinture d'iode* (Revue thérapeutique du Midi, 1857).

27. *Nouvelles observations* sur les propriétés fébrifuges de la teinture alcoolique d'iode (Journal de **M. Caffe**, 1858).

28. *Le Gallium album et l'Épilepsie* (Revue thérapeutique du Midi, 1857).

29. *L'Homicide,* sous le rapport médico-légal (Dictionnaire des connaissances humaines, 1858).

30. *Considérations physiologiques sur l'instinct de l'homme et des animaux* (Dictionnaire des connaissances humaines, 1858).

31. *Refus d'une chaire de philosophie médicale*, par la faculté de médecine de Paris (Journal de **M. Caffe**, 1859).

32. *Abcès du foie,* ponction, guérison (Revue médicale de Paris, 1861).

33. *Cancer du pénis,* amputation, guérison (Revue médicale de Paris, 1861.

34. *Partie scientifique* du Foyer littéraire du Dauphiné, journal qui a été supprimé par le tribunal civil de Valence, le 14 novembre 1861.

35. *La moralisation médicale* (Messager de la semaine, 1863).

# BLESSÉ DE SOLFÉRINO

La belle terre d'Italie vient d'être de nouveau ensanglantée dans divers combats. Cela nous rappelle les glorieux faits d'armes de notre armée en 1859, et les nombreux blessés que nous eûmes à soigner au dépôt de Romans. Parmi les blessés de cette époque mémorable, il en est un qui mérite de fixer notre attention par la gravité et la singularité de sa blessure, par la durée du séjour du projectile dans le corps et par l'heureux résultat qui a été obtenu.

Au numéro 143 du mois de décembre, année 1843, de la *Gazette des Hôpitaux*, nous trouvons le fait d'une balle logée, depuis quatre ans, dans la région pectinée. Le professeur Nélaton a extrait cette balle avec succès. Ce fait remet naturellement en mémoire la fameuse balle de Garibaldi, autour de laquelle il s'est fait tant de bruit. Voici maintenant une troisième balle qui nous paraît être beaucoup plus intéressante, au point de vue du trajet du projectile et au point de vue de l'importance des organes lésés.

La première partie de cette observation appartient à M. le docteur Mourlon, aide-major au train des équipages ; la deuxième partie nous est propre.

**Historique**. — Dans les premiers numéros, année

1861, de la *Gazette des Hôpitaux*, ont été recueillis les détails suivants sur un blessé de l'armée d'Italie :

D..., âgé de 25 ans, soldat du train des équipages de la Garde, d'un tempérament lymphatico-sanguin, d'une bonne santé habituelle, reçut le 24 juin 1859, à midi, sur le champ de bataille de Solférino, un coup de feu à la région orbitaire droite. Après avoir divisé la peau de la paupière supérieure dans toute sa hauteur, la balle pénétra dans le grand angle de l'œil, brisa l'os unguis et perfora la voûte palatine en brisant les os palatins et produisant une plaie oblique de dedans en dehors, d'arrière en avant, de droite à gauche à partir du raphé, et tomba dans la bouche, contusionnant et érodant légèrement la langue et l'arrière-gorge. Tombé sur le coup sans connaissance, le blessé ne sait ce qu'est devenu le projectile.

Des soins immédiats sont prodigués au blessé par le médecin de service ; mais la recherche de la balle étant devenue inutile, on l'évacue sur Castiglione. Après une journée passée sans soins dans ce village, on transporte le malade à Brescia, où l'on parvient à extraire deux petits fragments osseux de la voûte palatine.

D... passe cinq semaines à l'hôpital St-Luc de Milan ; de là on l'évacue successivement sur Gênes, sur Marseille et enfin sur Paris, toujours après des explorations infructueuses du projectile.

Entré à l'hôpital du Gros-Caillou le 21 août 1859, notre blessé est obligé d'y retourner le mois suivant.

Énumération des accidents pathologiques survenus immédiatement après la blessure : inflammation vive de l'œil droit et de ses annexes, idem des paupières, conjonctivite aiguë et épiphora du côté blessé, abolition de la vue dans l'œil droit pendant un mois, phlegmon du cou, deux fistules flexueuses à la région sous-hyoïdienne gauche, engorgement chronique qui enveloppe la trachée-artère et qui descend le long du sterno-cléido-mastoïdien du même côté, jusqu'à la clavicule.

Les désordres du cou, à gauche, fixent plus particulièrement l'attention de M. le docteur Mourion, et le portent à se demander si la balle ne serait pas enchatonnée dans cette région.

Au milieu de toutes ces recherches, le malade souffre, languit, s'étiole ; on l'envoye à Neuilly respirer le grand air.

Voici quel était encore l'état du blessé au 5 janvier 1861 : épiphora léger, caroncule lacrymale détruite, angle de l'œil plus profond qu'à l'état normal, saillie très-prononcée du tendon de l'orbiculaire des paupières, encore un peu d'amblyopie de l'œil droit, névralgie susorbitaire intermittente, oblitération du canal lacrymonasal ; trois pertuis fistuleux à la région sous-hyoïdienne, dont deux, l'un sur l'autre, sont situés à deux travers de doigt au-dessus de la clavicule et à la même distance de la trachée-artère, et dont le troisième paraît immédiatement au-dessus de l'articulation sternale de la clavicule.

Du 15 au 25 janvier, le chirurgien réunit les trajets fistuleux par des incisions successives, de manière à conduire dans le foyer situé sous le muscle sterno-mastoïdien ; mais cette fois encore le projectile n'en reste pas moins inaccessible.

Du côté de l'œil blessé tous les accidents sont conjurés entièrement : plaie de la paupière cicatrisée, retour de la vue, larmoiement presque nul malgré la destruction de la caroncule et du sac lacrymal, fracture de l'os unguis et de la branche montante du maxillaire supérieur consolidée, esquilles de la voûte palatine extraites, plaie des parties molles fermée, enfin érosion de la langue et de l'arrière-gorge guérie. L'attention du chirurgien et la préoccupation du malade sont toutes concentrées du côté du cou. D... obtient une pension de retraite et rentre dans sa famille.

*Réflexions.* — Le docteur Mourlon a accompagné cette importante observation de réflexions relatives au diaguostic et au pronostic de la blessure. La justesse de ces réflexions a été pleinement confirmée par l'événement. Aussi allons-nous les rappeler sous forme aphoristique :

« Une physionomie régulière, l'intégrité des formes ont une haute valeur, surtout dans les blessures de la face. » Nous avons pu constater l'exactitude de cette observation sur plusieurs blessés de l'armée de Crimée. Ceux qui avaient reçu des coups de feu à travers la face, et dont les formes devenaient irrégulières, finissaient ordinairement mal. Chez D..., les formes de la face sont si bien conservées que l'on a de la peine, à première vue, à croire à la gravité de la blessure qu'il a reçue.

« La faiblesse de la balle touchant à la fin de sa course, et son angle d'incidence, expliquent la bénignité des désordres. Le coup était tiré de loin... »

« ... Au-delà, qu'est devenu le projectile ? Il me reste des doutes sur sa marche finale. Arrivé dans le pharynx a-t-il été avalé à l'insu du blessé qui était sous l'influence de la commotion, ou bien est-il allé se loger dans quelque anfractuosité où il se soustrait à nos moyens d'exploration ? Je penche vers cette dernière opinion en me fondant sur les accidents phlegmoneux consécutifs du cou, sur la suppuration intarissable qui s'écoule par les fistules dont il a été parlé. La balle, dans cette hypothèse, aurait contourné le larynx et se serait arrêtée derrière le sterno-mastoïdien gauche, *où elle se trouve probablement encore.*

Depuis quelques jours mes doutes s'éclaircissent, et je crois être sur sa trace. »

« ... Et, renseignement précieux, le malade a souvent une légère douleur à gauche du larynx depuis le jour de sa blessure ; un abcès se serait formé il y a un an au voisinage de l'os hyoïde, et se serait ouvert à la base de la langue. Les tissus se sont engorgés peu à peu et en commençant au siége de l'endolorissement primitif. »

« De tout cela il résulte pour moi que les abcès du cou sont causés par la présence d'un corps étranger, *et je me demande si ce corps ne serait pas la balle que D... reçut en Italie.* »

« Que faire alors? Aller à la recherche du projectile, ou attendre que la suppuration l'entraîne au dehors? C'est cette dernière conduite que j'adopte ..... »

« Je n'oserai à présent songer à l'extraction à cause des organes nombreux et délicats qui occupent la région, et surtout à cause de l'incertitude du siége du *corpus delecti...* »

## COMPLÉMENT DE CETTE OBSERVATION

En octobre 1861, notre blessé de Solférino étant retraité et retiré dans la commune de Marches (Drôme), vint nous consulter et nous communiquer tous les détails historiques qui précèdent. D... était dans la persuasion que la balle siégeait dans l'épaisseur de son cou, à gauche, et cette persuasion nous la partagions avec lui. En effet, les circonstances commémoratives, la présence de trajets fistuleux avec suppuration, le sentiment de gêne et de pesanteur dans cette région, la difficulté de certains mou-

vements de latéralité, de gauche à droite, et la sensation
obscure, il est vrai, d'un corps dur à travers l'épaisseur
du muscle sterno-cleido-mastoïdien, en arrière de la
deuxième plaie fistuleuse signalée ci-dessus : tout con-
courait à renforcer cette persuation.

Le blessé demandait à être délivré de sa balle, nous
dûmes encore ajourner cette opération tant à cause de
l'importance des tissus à traverser qu'à cause de l'espoir
que le corps étranger arriverait de lui-même à la surface.
Cette prévision devait pleinement se réaliser. Des cata-
plasmes avec farine de lin et onguent d'althea furent mis
à demeure sur les parties blessées, soit pour exercer une
légère action anti-phlogistique et attractive, soit pour fa-
voriser la suppuration éliminatoire.

Après six mois de préparation, c'est-à-dire en avril
1862, D... vint un jour en toute hâte nous déclarer qu'il
ne pouvait plus y tenir. Ce jour-là le vent du Midi soufflait
à outrance et le blessé accusait des douleurs vives dans
les plaies du cou. Au fond de l'une de ces plaies, celle du
milieu, ayant trois centimètres de profondeur sur quatre
de pourtour, nous découvrîmes un petit point noir
de la largeur d'une lentille. L'introduction d'un stylet
produisit un choc métallique et révéla par conséquent la
présence tant désirée de la balle. Il n'y avait plus qu'à
débrider en haut et en bas pour mettre le projectile à nu.
C'est ce que nous fîmes à l'aide d'un bistouri droit con-
duit sur la sonde canelée. En quelques secondes, il nous
était permis, à l'aide de pinces ordinaires à pansement,
de saisir ce projectile dans le sens de son épaisseur, et,
par un mouvement de bascule, de ramener son plus grand
diamètre dans la direction de l'ouverture de la plaie.

L'extraction se fit alors avec la plus grande facilité ;
elle amena une balle cylindro-conique d'un gros calibre,

dont le sommet était biffurqué et dont la rainure de la base était incrustée de matière calcaire.

Plaie lavée à l'eau fraîche , détergée et pansée durant quelques jours à l'aide d'un gâteau de charpie enduit de cérat. En moins de 10 jours, les accidents locaux avaient disparu et les plaies du cou arrivaient à la cicatrisation. Cela devait être, puisque la cause des désordres n'existait plus. Il y a environ quatre ans, à cette heure, que le blessé de Solférino est délivré de sa balle ; la guérison ne s'est pas démentie un seul instant depuis le jour de l'extraction.

Ce qui ressort avec évidence de ce complément d'observations, c'est la précision du diagnostic de M. le docteur Mourlon, c'est la justesse de ses conjectures et la prudence de sa thérapeutique. C'est ce qui sera plus amplement confirmé encore par les quelques réflexions qui vont suivre :

1° Avant d'arriver sur la personne de D..., qui n'a dû le recevoir que par ricochet, le projectile devait avoir perdu de son action par le choc sur quelque pierre. Voilà peut-être ce qui explique la bénignité des accidents malgré le grand nombre de régions traversées, malgré l'importance des tissus lésés.

2° Certaines balles peuvent séjourner longtemps dans le corps, sans trop de danger, avant d'être accessibles aux moyens d'extraction. La balle tirée par M. Nélaton était dans le corps depuis quatre ans. Celle dont nous relatons l'histoire y était depuis trente-trois mois.

3° Il n'est pas toujours prudent de se hâter d'extraire une balle logée dans le corps. Cette précipitation n'est peut-être pas étrangère aux inquiétudes que fit concevoir à ses partisans le blessé d'Aspromonte, au moment où l'on avait le plus de raisons de le croire entièrement guéri.

On dit même que les effets de cette blessure sont toujours sensibles.

Comment se fait-il, du reste, que le professeur Nélaton, qui parvint si vite, avec son ingénieux instrument, à constater la présence de la balle dans le pied de Garibaldi, n'ait pas jugé à propos de l'extraire lui-même? Est-ce courtoisie, est-ce déférence envers des confrères italiens? Est-ce par défaut d'opportunité ou par l'existence de contre-indications réelles?

4° Les contre-indications à l'extraction d'une balle nous paraissent pouvoir être déduites des considérations suivantes : si le projectile est trop profondément situé, si pour l'atteindre il faut léser des organes trop importants, si le trajet parcouru est trop sinueux, trop inconnu, si le siége en est établi au-dessous des tendons, des aponévroses, ou dans le voisinage des nerfs, des vaisseaux sanguins, lesquels exposent par la manœuvre opératoire à des accidents nerveux ou hémorrhagiques : enfin, si cette même nanœuvre est capable de mettre en branle les dispositions pathologiques de l'économie presque toujours redoutables.

5° Dans ces diverse cas, la balle peut être abandonnée à elle-même, et il est permis de compter sur les forces naturelles du corps pour la voir arriver, après un certain temps, à la surface de l'organisme ou dans un point très-accessible à l'exploration. Le fait inséré dans la *Gazette des Hôpitaux* et celui que nous rapportons ici sont une double preuve de cette vérité.

6° Il y a dans l'économie de tout être vivant deux forces antagonistes, l'une d'expansion et l'autre de concentration. En vertu de la première de ces forces, les corps étrangers, les corps nuisibles sont rejetés ou charriés au-dehors par une suite d'efforts synergiques, lesquels dérivent de la *nature* des anciens, de la *force vitale* des modernes (1).

Les procédés de la nature, pour l'expulsion des corps étrangers, sont l'inflammation, le ramollissement, l'ulcération, la suppuration, l'exsudation plastique, la mise en jeu des mouvements toniques par lesquels les tissus entrent en contraction continue ou successive, et semblent, en quelque sorte, pousser l'ennemi devant eux et ne pas lui laisser de quartier.

Pour Hunter, comme pour toute l'École chirurgicale vitaliste, l'autocratie de la force expansive est tellement incontestable qu'on l'a comparée au mouvement irrésistible qui pousse la gemmule de la plante hors de terre.

7° Dans le fait tiré de la pratique de M. Nélaton, il y avait eu longtemps abondante suppuration. Nous savons aussi que D... a présenté, dans la première phase de sa maladie, des accidents phlegmoneux au cou et une suppuration intarrissable. Il est donc présumable que ce phénomène a contribué pour sa bonne part au dégagement du corps étranger, et voir même à son déplacement de manière à le rendre accessible un jour à la main du chirurgien. A ce procédé naturel, il faut joindre celui de l'ulcération, de l'érosion du muscle sterno-cleido-mastoïdien, par où il a été permis de voir la balle au fond de la plaie du cou.

---

(1). L'admission expérimentale d'une force *sui generis*, dans tous les corps organisés, depuis la plus humble des plantes jusqu'à l'homme, est le fondement de la *Doctrine vitaliste*. Le représentant le plus autorisé de cette Doctrine est encore de nos jours le professeur Lordat, de Montpellier, que nous compterons bientôt parmi les rares et illustres centenaires de la science.

8° Les cas les plus rares et quelquefois les plus heureux sont ceux où le corps étranger s'emprisonne dans les parties, s'y enkiste et n'y provoque aucun trouble fonctionnel. Le kiste, qui se forme alors autour du projectile est sans doute l'une des principales causes de la tolérance du système vivant à l'égard de cet hôte importun. Le fait le plus remarquable que nous connaissions, en ce genre, est celui d'un capitaine du 26° de ligne. Blessé sous les murs de Sébastopol, ce capitaine, dont le régiment prit une si belle part aux premières affaires de ce siége, reçut une balle en pleine poitrine, entre la clavicule gauche et le cœur. Cette balle s'était logée dans le lobe supérieur du poumon correspondant. Les fonctions de cet organe ne paraissaient suspendues que dans un espace équivalent à celui d'une pièce de cinq francs. Nous n'avons jamais vu d'homme plus jovial, plus actif, plus alerte, et, à vrai dire, de tous les blessés du dépôt, il était le mieux portant. Il nous souvient que ce brave officier fut décoré des propres mains de l'empereur sur la place d'armes de Valence.

Dans l'observation qui précède, une balle a pu traverser obliquement toute l'étendue de la face, de haut en bas, de droite à gauche, et d'avant en arrière, lésant sur son passage des parties très-importantes. Les fonctions visuelles, lacrymales, olfactives, gustatives et respiratoires, primitivement compromises, se sont plus tard intégralement rétablies. Là est le côté remarquable. Que manque-t-il donc à cette observation pour mériter une petite place de faveur dans les annales de la science? Il ne lui manque peut-être que d'avoir eu pour sujet un chef d'insurrection et pour auteur quelque célébrité chirurgicale de Paris, au lieu d'un obscur praticien de province.

Romans. — Imprimerie et lithographie E. BOSSAN.